AF372669

CAUSERIES

D'UN

JEUNE VÉTÉRINAIRE

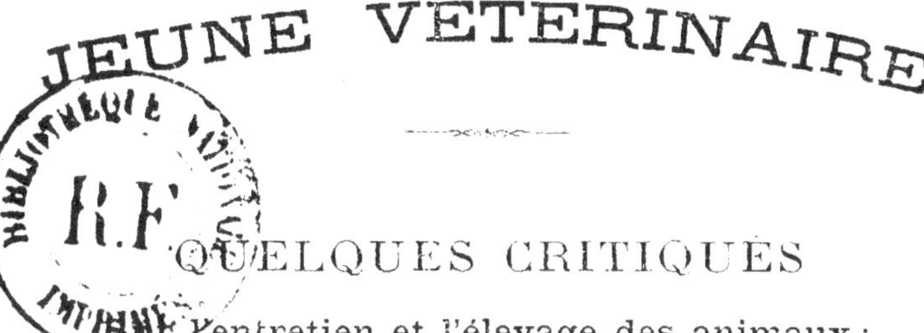

QUELQUES CRITIQUES

Sur l'entretien et l'élevage des animaux ;
Sur les engrais de ferme.

QUELQUES MALADIES COMMUNES

PAR

Ch. CALMETTE

MÉDECIN-VÉTÉRINAIRE, A GRAMAT (LOT)

Le temps, qui change tout, change aussi nos humeurs ;
Il réduit à néant les préjugés trompeurs....
Prévenir est guérir.

TOULOUSE

IMPRIMERIE DURAND, FILLOUS ET LAGARDE

44 — RUE SAINT-ROME — 44

1884

Toulouse, imprimerie DURAND, FILLOUS ET LAGARDE, rue Saint-Rome, 44.

AVANT-PROPOS

L'an dernier à pareille époque, en venant nous fixer à
Gramat, nous fûmes frappé du peu d'avancement de l'agriculture dans cette contrée et du peu de soin apporté dans
l'élevage du bétail.

Nous sentîmes bien vite la nécessité qu'il y aurait pour
nos populations si laborieuses de posséder un petit ouvrage
traitant de ces diverses questions.

Nous nous mîmes résolûment à l'œuvre, afin de contribuer, autant que possible, à faire perdre à nos agriculteurs
les errements passés et à les entraîner dans une nouvelle ère
de progrès.

C'est dans ce but que nous avons consacré le fruit de
notre jeune expérience et de nos travaux.

Puisse ce petit livre être de quelque utilité à ceux pour
lesquels nous avons déjà une grande affection, et nos efforts
seront récompensés.

CH. CALMETTE,

MÉDECIN-VÉTÉRINAIRE

CAUSERIES

D'UN JEUNE VÉTÉRINAIRE

DE LA MÉDECINE VÉTÉRINAIRE

Jusqu'au milieu du siècle dernier, la médecine des animaux domestiques, exercée sans principes, resta complètement en dehors de toute espèce de progrès. Descendue au-dessous de ce qu'elle était dans l'antiquité, la médecine vétérinaire, loin de s'être éclairée, semblait au contraire retourner de plus en plus à la barbarie, et elle avait comblé la mesure de l'extravagance lorsque parurent les créateurs de l'art vétérinaire moderne, les Lafosse et Bourgelat.

Toutes les protestations de quelques médecins célèbres, qui cherchèrent à relever l'excellence et la dignité de la vétérinaire, ne furent que de généreuses mais vaines paroles.

Pour rompre avec un passé semblable, il fallait des hommes actifs et entreprenants. Lafosse père fut un des premiers, Lafosse fils continua dignement l'œuvre de son père. Mais Bourgelat, d'abord avocat, puis écuyer à Lyon, et qui, passionné pour le cheval, et animé du même esprit de réforme, entreprend de son côté — et presque en même temps — de relever de son avilissement la médecine vétérinaire. Il fait une œuvre durable : il fonde les Écoles. — La médecine des animaux commence alors véritablement.

La science vétérinaire étant toute à naître, dut suivre la loi commune. Et aujourd'hui encore la médecine des

animaux est loin d'avoir atteint la limite de progrès à
laquelle elle peut aspirer. On ne saurait cependant méconn-
aître le pas immense qu'elle a fait depuis Lafosse et
Bourgelat sur l'art informe des hippiatres qui les avaient
précédés ; et, s'il existe dans certaines localités, isolées
du mouvement général, *beaucoup de préjugés* ou *de vieux
abus*, ces restes d'un temps passé qui n'est plus, deviennent heureusement fort rares et tendent de jour en jour
à disparaître sous l'envahissement des lumières.

Et devant cet avenir une voix amie nous crie :

« Vous, jeunes vétérinaires, travaillez, créez des travaux
utiles. et, la civilisation aidant, la profession ne tardera
pas à conquérir le rang auquel elle a droit. »

Si nous voulons voir disparaître les épizooties qui nous
enlèvent en peu de temps un nombre considérable de
bestiaux, et qui ne laissent que le deuil dans nos écuries
et nos étables, si nous voulons voir, dis-je, diminuer
dans de très grandes proportions la mortalité animale, il
faut que les soins à donner aux animaux soient confiés
à des vétérinaires qui n'ont obtenu un diplôme qu'après
des études scientifiques longues et difficiles, et délaisser
ces gens ignorants, vrais rebouteurs, qui se présentent
dans nos campagnes comme de véritables médecins.

Pour atteindre son but principal, la conservation de la
vie, le chirurgien ne doit rien négliger, ni le temps, ni les
frais, ni hésiter quand il le faut à pratiquer les mutilations les plus graves ; tant qu'il lui reste un espoir, si faible
qu'il soit, de sauver son malade, son devoir est d'agir.
Le vétérinaire, au contraire, doit d'abord envisager la
question économique, mettre en ligne de compte les frais
de traitement, le temps de privation de travail, s'abste-
nir des mutilations qui pourraient rendre tout service
impossible à l'animal, sacrifier à temps les malades dont
la valeur ne compenserait pas les dépenses à faire ; en un
mot, soit qu'il pratique, soit qu'il ajourne une opération,
soit qu'il abandonne tout à fait le malade, le vétérinaire

doit avoir exclusivement en vue l'intérêt du propriétaire.

Sa devise est : *économie ;* celle du chirurgien : *humanité.*

Les temps ont changé. Autrefois, dès la sortie de l'Ecole, le plus grand nombre de vétérinaires abandonnait l'étude des classiques et considérait comme perdus les quelques instants employés à la lecture des journaux scientifiques. Peu à peu les connaissances péniblement acquises sur les bancs s'effaçaient en partie de leur mémoire ; on descendait bien vite presque au rang des empiriques.

Le progrès marchant sans cesse, on restait fatalement en arrière du mouvement.

Nous devons ajouter que depuis quelques années à peine, la science s'est surpassée, elle s'est enrichie de nouveaux faits et de nouvelles inventions qui en ont subitement augmenté le domaine. Aussi que de découvertes enseignées aux jeunes vétérinaires sont ignorées de ces praticiens.

L'importance de cette *nouvelle médecine* n'a pas été suffisamment comprise. C'est cette lacune, ce vide que nous avons résolu de combler par les quelques lignes qui vont suivre.

ENTRETIEN ET ÉLEVAGE DES ANIMAUX DOMESTIQUES

De pareilles questions nous entraîneraient fatalement trop loin aujourd'hui. C'est pour cette raison que dans cette *première causerie* nous n'examinerons seulement que ce qui a trait au cheval.

Nous espérons que ces lignes, qui ont été écrites dans la pensée de faire œuvre de gratitude, seront lues avec fruit par les nombreux agriculteurs de la région. et seront pour nous un encouragement pour bientôt nous remettre à l'œuvre, afin d'examiner successivement le Bœuf, le Mouton, la Chèvre, le Porc et le Chien. Il a un but essentiellement pratique. A quoi servirait, en effet, de signaler le mal, d'en développer les origines et les conséquences, si l'on ne parvenait du même coup à en découvrir et à en indiquer le remède ?

S'il est un point obscur et périlleux de l'industrie agricole, c'est assurément celui de la production du cheval ; cette question est d'une importance tellement majeure à nos yeux, que nous avons cru devoir appeler sur elle toute l'attention des hommes spéciaux.

Provoquer la discussion et en faire jaillir la lumière, s'il est possible, tel est notre but.

Nous voulons essayer, principalement, de faire comprendre à nos agriculteurs que l'état dans lequel sont entretenus nos animaux est vraiment déplorable. Ceci nous amène à parler de leur *hygiène*.

Que signifie ce mot *Hygiène ?* C'est l'art, me direz-vous, de conserver à chacun sa santé.

Cette définition, prise dans un sens trop général, ne répond pas exactement à nos exigences. Le but de l'hygiéniste, en ce qui concerne l'homme, c'est de conserver et d'affermir pour l'avenir la santé de celui-ci, afin de prolonger ses jours. Tandis que le point vers lequel on vise en entretenant les animaux, c'est, tout en obtenant des services ou des produits de natures différentes, de parvenir à en retirer la plus grande somme de bénéfice possible. Aussi l'hygiéniste, en s'adressant aux animaux, n'hésite pas à compromettre leur santé et même à abréger leur existence, pour réaliser des profits plus considérables.

Devant cet élan pour la production du cheval qu'ont si bien su inspirer notre Conseil général et l'Administration de l'armée, le premier en distribuant des prix et des primes, et le second en offrant un débouché avantageux à nos produits, beaucoup trop de propriétaires, allant à l'aveuglette, ont voulu se livrer à l'élevage sans avoir, au préalable, les premiers éléments sans lesquels on doit se garder de faire une pareille entreprise. Ce sont précisément ceux-là qui, quelquefois passionnés même pour le cheval, se croyant connaisseurs et ne l'étant pas, croyant tout connaître et connaissant peu, gaspillent ainsi une bonne partie de leur fortune.

Il ne faut pas se le dissimuler, peu de personnes connaissent bien le cheval.

Que faut-il pour faire de l'élevage? quels sont les premiers éléments qu'il faut avoir à sa portée?

Nous serons tous d'accord pour dire qu'il faut au préalable une *Habitation*.

Vos écuries sont basses, mal aérées et mal éclairées.

Examinons alors les conditions essentielles que doit réunir une bonne écurie.

D'une façon générale, la longueur d'une écurie doit être calculée pour que chaque cheval ait une place égale à sa taille. Il est nécessaire que chaque animal puisse non-seulement se coucher, mais encore étendre ses membres. Elle doit avoir en largeur, du mur qui est en face les animaux au mur opposé, 4 mètres ou $3^m.50$ pour l'emplacement du cheval et de la mangeoire, plus $1^m.50$ en arrière pour le couloir de service. C'est un peu juste, mais tout irait bien avec des animaux d'humeur facile, et des gens attentifs, soigneux, intelligents, toujours préoccupés des accidents qui peuvent résulter de quelques embarras.

A l'imitation des Anglais, nous avons donné à nos poulinières des loges ou boxes dans lesquelles chaque animal trouve une habitation spacieuse, commode, isolée. Mais il est rare de trouver une boxe convenablement établie. Leur construction est dispendieuse, et les loges occupent plus de place que de simples stalles. — Nous engageons les propriétaires à porter de ce côté toute leur attention.

Les *Ouvertures* de nos écuries laissent à désirer sous plusieurs rapports. Au lieu d'être larges et hautes, les portes sont étroites et basses et ne livrent passage aux animaux, aux gens de service, à la sortie des fumiers que difficilement.

Ne dirait-on pas que tout ceci a été pris à tâche de faire tout à l'envers? On se serait attaché à faire mal sciemment, qu'on n'aurait pas mieux réussi.

Contrairement aux habitudes que l'on a de mettre les fenêtres en face la tête, on devra les pratiquer sur les murs opposés à la croupe des animaux. De cette façon, on n'aura pas à craindre la lumière et l'air qui leur arrivait sur les yeux. On devra disposer les fenêtres de façon qu'elles s'ouvrent de haut en bas. L'air froid qui pénétrera dans l'écurie sera dirigé contre le plafond. Avec une telle disposition l'air s'échauffe en tombant et ne se met en contact avec les animaux que lorsqu'il a presque la température de leur corps. On devra les distribuer de façon que les chevaux ne souffrent ni des courants d'air ni de la lumière directe.

Je ne parlerai pas des barbacanes, ni des cheminées d'appel, ni même des ventilateurs, vu que nous n'avons pas la prétention de faire ici un traité complet sur les habitations des animaux. mais seulement d'attirer l'attention sur quelques points trop négligés par vous tous, Messieurs les Eleveurs.

C'est par toutes ces différentes ouvertures que se renouvelle l'air. Ce fluide impur des locaux habités par les animaux, contient différents gaz délétères, impropres à la respiration et contraires à leur santé.

Pendant les froids rigoureux, on ne manque guère, à la campagne, de boucher avec de la paille, quelquefois même avec du fumier, les plus petites ouvertures. L'aération ne se fait plus alors que, pendant les courts instants qu'exige le service, par la porte de l'écurie. Nous n'avons plus besoin de nous élever contre ce funeste usage. Est-il nécessaire encore que nous ajoutions que vos écuries basses, à plafonds écrasés, sont peu favorables à une bonne ventilation ?

Les animaux qui respirent un bon air prennent plus sûrement cette belle tournure, ce cachet de propreté et de distinction qui séduisent l'acheteur et ajoutent quelque chose au prix de vente.

Par une ventilation intelligente, toutes les boiseries d'une écurie font une plus grande durée.

Je dirai enfin que la croissance se produit très capricieusement chez les poulains élevés dans les écuries basses, peu aérées, dont l'air est trop chaud et surtout humide. Tandis que dans les bonnes habitations, dans des boxes bien aérées, sous l'influence d'un air sec, la croissance est régulière et la conformation est bonne.

Le *Sol* de vos écuries est profondément vicieux, il est humide ; en hiver, il est souvent inondé et quelquefois même il se trouve transformé en un véritable étang. Sous l'influence de la chaleur intérieure, le fumier qui s'y trouve accumulé fermente et donne lieu à un dégagement de gaz délétères dont l'effet est d'exercer sur l'économie en général et sur les organes de la vision en particulier, une action spéciale qui fait que la fluxion périodique (lune) revêt le caractère enzootique. Avec de pareilles dispositions, que le pays soit humide et marécageux, toutes les conditions seront réunies pour le développement de la fluxion. Les observations de tous les jours confirment ce que j'avance.

Dès lors, on comprend qu'un sol légèrement en pente, uni, non glissant et imperméable, ne pourra que répondre pour le mieux aux exigences d'une bonne écurie. Le sol devra être fait de façon à ce qu'il soit facile à nettoyer. En dehors de la pente s'étendant de la crèche à la rigole, le sol de l'écurie devra en présenter une autre destinée à conduire au dehors les urines par un petit canal (rigole) très peu profond, situé en arrière des animaux.

La *Malpropreté* est de règle dans les écuries de notre contrée. Il est commun de voir nos chevaux logés dans un coin de l'étable où l'on a déposé des matières fermentescibles. du fumier en tas. Aussi, je le répète, n'est-il pas étonnant de voir apparaître la fluxion périodique des yeux sur ces chevaux. Le fumier, la boue, l'urine salissent et irritent la peau et rendent les poils ternes.

Les chevaux veulent être *Nourris*... Beaucoup trop de propriétaires veulent malheureusement avoir des animaux, et ils se refusent de les nourrir. Comme les poulains ne travaillent point, on leur distribue de préférence les mauvais fourrages qui. en vieillissant, se recouvrent ordinairement de moisissures et ne sont plus aptes à fournir à l'organisme, en voie de formation, qu'une nourriture insuffisante dont la mauvaise qualité les prédispose aux maladies atoniques. De la paille, dans ces circonstances, complète le plus souvent leur ration. En suivant cette voie, on ne remarque pas qu'il n'est pas d'animaux qui donnent moins de profit que ceux maigrement nourris. Avec une bonne nourriture, les animaux se développent bien et rapidement : ils deviennent robustes et bien conformés. Le poulain est dressé et vendu plus à bonne heure ; dès lors, les chances d'accidents sont moins grandes par suite de la diminution de la durée de l'élevage. Avec des aliments peu substantiels, au contraire, les animaux sont obligés, pour se nourrir, d'en prendre de grandes quantités, et il en résulte que le ventre prend des proportions considérables et qu'ils restent maigres, lymphatiques, sans énergie. Les animaux bien nourris, avec des rations peu volumineuses, ne prennent pas de ventre, leur corps reste cylindrique avec des chairs épaisses. Ils deviennent ainsi capables d'exécuter des mouvements prompts et longtemps soutenus. Mais c'est dès le jeune âge qu'il faut commencer l'administration de la bonne nourriture.

Les aliments de mauvaise qualité et ceux contenant une trop forte proportion d'eau (pommes de terre, betteraves, fourrage cuit, farineux délayés), ne peuvent convenir au cheval. Ils le rendent lymphatique, mou, faible, suant au moindre exercice ; et, si on oblige cet animal à faire un voyage de longue haleine, il est bientôt à bout de forces. Malheureusement, trop souvent ces aliments sont employés par les éleveurs pour préparer leurs poulains à la vente. Malgré, ou plutôt à cause de cet état de bouffissure, les acheteurs sont alors séduits par le poil lustré, onctueux, et cette ardeur factice qui fait cabrioler, se cabrer les chevaux, comme s'ils étaient doués d'une vigueur hors ligne, et ils s'extasient sur cette apparence trompeuse qui, le plus souvent, détermine le prix : au lieu d'examiner les formes essentielles, celles qui dénotent une bonne santé et beaucoup de force.

Le foin des prairies naturelles et l'avoine sont les aliments qui conviennent à l'organisation du cheval.

Un autre reproche non moins mérité doit être fait à nos éleveurs. Il a trait au *Pansage* (1). En arrivant dans une ferme, qu'on fasse sortir un cheval et qu'on passe la main à rebrousse poil, on en enlèvera toujours une matière onctueuse, formée par la poussière qui se dépose sur la peau. Qu'on soumette cet animal à une course un peu rapide ou longue, ou qu'on lui fasse traîner quelque chose de lourd, toutes les conditions seront alors réunies pour que, sous l'influence de la sueur, cette matière humectée forme une crasse qui rend la peau épaisse et rude. Des maladies de la peau n'ont pas d'autre origine.

Nous sommes arrivés à dire un mot sur la *Ferrure*. Le cheval à qui on laisse les pieds longs, fatigue ses boulets et tiraille ses tendons ; il fausse ses aplombs. Beaucoup de chevaux deviennent arqués, long-jointés ; sous eux du devant ou du derrière, autant de défauts qui sont dus, trop souvent, à une négligence de la

---

(1) Le plus grand nombre de nos propriétaires ne pansent jamais leurs chevaux ; les soins à la main leur sont à peu près inconnus.

ferrure. Lors même que les fers ne sont pas usés, le renouvellement de la ferrure est de temps en temps nécessaire. Dans l'armée, on la renouvelle tous les quarante jours au moins. L'amputation de la corne des pieds des chevaux qui ne sortent pas de l'écurie et qui ne sont pas ferrés, est encore beaucoup trop négligée par nos éleveurs.

Imbu de tout ce que nous venons de dire, l'éleveur doit se mettre à la recherche d'une, de deux... POULINIÈRES.

Chercher à produire le cheval lourd avec notre climat sec et une nourriture plutôt bonne qu'abondante, serait aller à l'encontre de la nature. D'autre part, on essaierait en vain à élever des chevaux nobles sur des terres humides. Avec un pays accidenté comme le nôtre, tous nos efforts doivent tendre à élever le cheval de selle, à améliorer notre race du Caussé.

Quelles sont les qualités d'une bonne poulinière? On devra rechercher tout d'abord une bonne santé. Toutefois, une boiterie accidentelle étrangère à une tare héréditaire, la perte d'un œil par suite d'un coup, etc..., seront des maladies qui ne devront pas nous faire hésiter. Mais il en sera tout autrement s'il existe des tares transmissibles. L'emploi des juments tarées que nos éleveurs conservent parce qu'ils ne trouvent pas à les vendre avantageusement, est un obstacle à l'amélioration de notre race (1).

Autant que possible, il faudra exiger une grande énergie

---

(1) Ici, l'administration des haras fait-elle tout ce qu'elle peut, tout ce qu'elle devrait faire? Nous ne le pensons pas.

Une de ces juments se présente, on la donne souvent au plus noble des étalons, s'il est disponible, sans autre réflexion, sans condition de taille, d'embonpoint, de conformation, sans s'occuper des défauts ou des vices. Vous manquez de noble sang et vous le donnez, le plus souvent, à l'être le plus chétif de l'espèce, à la jument de l'agriculteur le plus pauvre et qui manque de tout, même de la chose première, de la nourriture.

et éviter de prendre un reproducteur mou, dont les oreilles sont immobiles et le regard fixe.

Le choix d'une jument ou d'un cheval n'est pas chose facile. On croit pourtant, le plus souvent, pouvoir se dispenser du concours d'un vétérinaire. C'est un tort. Qu'on ne m'accuse pas, comme on dit en terme vulgaire, de prêcher pour ma paroisse, je dois dire avant tout toute la vérité. Bourgelat disait : « Tous les yeux n'ont pas le droit de bien voir. » Il avait raison. Car les hommes n'ayant pas fait d'études spéciales du cheval, ne peuvent nécessairement se rendre un compte exact de telle ou telle défectuosité, etc. Pour pouvoir peser telle ou telle tare, il faut être versé dans l'art vétérinaire ; savoir reconnaître si tel défaut est héréditaire et si tel autre ne l'est pas. Les proportions du cheval ne doivent pas faire l'objet d'un examen moins attentif. Il est encore des cas où le vétérinaire juge convenable de faire donner par le vendeur une garantie conventionnelle pour sauvegarder les intérêts de l'acheteur. Afin de prévenir le contrôle d'un vétérinaire, s'il se présente une tare visible, le vendeur aura le soin de la signaler, et, si l'acheteur désire alors une garantie écrite, le marchand accèdera volontiers ; mais il aura grand soin de stipuler que si l'on n'est pas satisfait de l'animal, on le reprendra *en échange* d'un autre, et cet autre sera souvent plus taré et coûtera quelques cents francs en plus ; qu'importe à l'acheteur, s'il a économisé cinq ou dix francs pour la vérification. Le propriétaire qui achète un cheval croit encore pouvoir se passer d'un vétérinaire, parce que le marchand le persuade qu'il est dans l'obligation de lui donner une commission pour chaque visite d'achat et conséquemment d'élever ses prix, et pour mieux l'engager à s'en passer, il lui offre un billet souvent fort ambigu dans lequel il lui garantit tous les vices rédhibitoires : écrit insignifiant, mais accepté avec reconnaissance.

Le choix de l'ÉTALON est maintenant la question qui

s'impose. Il est notoire pour nous que les quelques bons chevaux que l'on rencontre proviennent du haras. Ce sera le mieux conformé, ayant la plus belle origine qui devra être choisi. Toutefois, tel étalon ayant des formes bien régulières, se mariant bien (1) avec un certain nombre de *mères*, pourra ne donner avec telles autres que des produits défectueux. On le voit, le choix du mâle pour une femelle déterminée n'est pas chose facile. Les personnes qui s'occupent beaucoup du cheval, sont seules compétentes en pareille matière. Toute simple qu'elle paraisse, cette question est pourtant du plus haut intérêt ; car, c'est de cet appareillement que dépend le produit ; et, suivant qu'il est bien ou mal compris, le poulain est bien ou mal conformé. Rien n'est encore exclusif : aussi, tel étalon sur lequel s'étaient portées toutes les vues, peut ne donner qu'une *ficelle*.

Les juments qui ont été saillies doivent être, de la part des éleveurs, l'objet d'une surveillance attentive pendant les deux premiers mois. On devra éviter les courses et les excitations vives, afin de prévenir un avortement qui serait imminent à cette époque. Il ne faut pas cependant les priver tout à fait de travail.

La poulinière a mis bas depuis six mois et le produit a une bonne conformation, dès lors on doit le couvrir de soins. Si, au contraire, le poulain est mal conformé, s'il est chétif, malingre, il faut se hâter de le vendre au commerce, ne devrait-on en retirer qu'un vil prix.

Nous arrivons à l'entrée du premier hiver, le poulain a perdu le lait de sa mère, la liberté dont il jouissait dans les pâturages et l'herbe tendre qu'il y trouvait. Alors, on le nourrira avec des aliments choisis. L'éleveur intelligent, qui en a fait l'expérience, a remarqué que le cheval ne paie jamais si bien l'avoine qu'il consomme que pen-

---

(1) On dit qu'une jument se marie bien avec un étalon, lorsqu'elle donne avec celui-ci un beau produit.

dant le premier hiver de sa vie. Il est constant de voir
que les poulains qui souffrent à cette époque se rapetis-
sent au lieu de se développer, ils prennent un gros ventre, les os deviennent saillants.

La conformation régulière, l'équilibre entre les parties
antérieures et postérieures, se maintiennent ainsi jusque
vers l'âge de douze mois. Mais à cette époque, de profondes modifications se produisent chez le poulain, qui
devient inquiet et turbulent. Presque subitement son regard prend un reflet de fierté et d'indépendance, sa
démarche un caractère de noblesse. A cette phase de la
vie les parties antérieures du corps tendent à l'emporter
sur les postérieures, les articulations ou jointures s'élar-
gissent, la poitrine devient large et profonde, l'encolure
devient forte et les crins puissants. Au contraire, les reins
restent étroits, la croupe effilée et la cuisse plate.

Cet éveil est d'autant plus rapproché de la naissance
que le poulain a plus de *sang*. Le climat chaud et sec, le
choix des reproducteurs, la nature des aliments, une habitation saine ainsi qu'un bon pansage, etc., ne sont pas
sans influence, comme nous l'avons dit plus haut, sur la
précocité du poulain. La taille, le volume du corps, se
rattachent plus particulièrement à l'influence des ascen-
dants et surtout au régime. Ces transformations que nous
venons d'analyser succinctement, se continuent jusqu'à
l'âge de cinq ans, époque à laquelle l'animal a atteint
son plus haut degré de développement.

Le cheval entier a une puissance énorme : et si la fou-
gue ne le portait à en abuser, nul doute qu'il ne résistât
à de pénibles et longs travaux. Malheureusement, il ne
peut, le plus souvent, être avantageusement utilisé que
tout autant qu'il a été soumis à la *Castration*.

Il est regrettable pour vous, Messieurs les Cultivateurs,
qu'une opération d'une telle importance soit tombée dans
le domaine de l'empirisme, vu que c'est elle qui influe
d'une manière capitale sur la conformation qu'il convient

2

de donner au produit. Ce qu'il est difficile de reconnaître, c'est l'époque à laquelle il convient le mieux de la
pratiquer. Aux hommes seuls qui s'occupent beaucoup du
cheval, appartient le droit de préciser le moment venu.
L'âge auquel l'opération doit être pratiquée dépend de la
race, de la forme du poulain et de l'usage auquel il est
destiné. Si le cheval est propre au service du carrosse ou
du gros trait, le fermier ne doit pas le faire châtrer avant
l'âge de *deux* ans, et encore faut-il que le poulain soit
scrupuleusement étudié dans ses formes. S'il est mince et
maigre d'encolure et d'épaules et bas de reins, il y aura
avantage matériel à le laisser encore entier pendant quelques mois ; mais si les parties antérieures sont pleinement
développées à l'âge de quinze ou dix-huit mois, l'opération
ne doit pas être différée, de peur qu'il ne devienne lourd
et massif du devant, et que la force et le développement
des parties postérieures viennent à manquer.

Le poulain qui est châtré à l'âge qui lui convient le
mieux, présente la légèreté de la tête, l'élégance de l'encolure, la finesse de la crinière, la souplesse des épaules,
la hauteur du garrot, en un mot, la distinction des parties antérieures, la force et le développement des parties
postérieures.

C'est vers l'âge d'un an à dix-huit mois qu'il convient de pratiquer la castration sur les chevaux de notre
pays.

Toutes les considérations dans lesquelles je viens d'entrer, suffiront, j'espère, pour faire abandonner votre
ancienne routine, et pour vous faire rallier au progrès, à
la science, à celui qui se propose.

« De réparer des ans l'irréparable outrage. »

Nous avons l'espoir qu'on s'adressera à nous toutes les
fois qu'il s'agira de pratiquer cette opération.

Un point sur lequel nous voulons encore attirer l'attention de l'éleveur : il a trait au *Dressage du poulain*. Très

souvent un cheval est mal jugé que parce qu'il n'a reçu aucune éducation, que parce qu'il se présente tout brut à l'acheteur, qui, dès lors, le dédaigne ou n'en donne qu'un bas prix. Il est de toute nécessité de mettre en relief toutes les qualités que le cheval possède déjà au moment de la vente, et celles qu'il pourra plus tard acquérir. Faute de ce soin au moment décisif, l'éleveur perd tout le fruit de ses peines, et c'est le plus souvent aux marchands de chevaux que revient tout le bénéfice.

QUELQUES MOTS SUR LES ENGRAIS

Personne ici n'ignore que l'agriculture constitue la principale ressource du pays. Eh bien ! il faut le dire, on ne saurait trop le répéter, elle est, d'une façon générale, trop mal comprise, et conséquemment elle est peu rémunératrice. La plupart des nations d'Europe ont su si bien le comprendre, qu'elles ont pris l'avance sur nous.

Il est clair que si vous étiez bien pénétrés de l'utilité, des avantages des bonnes méthodes que doit mettre en pratique aujourd'hui l'agriculture, si vous étiez bien certains, dis-je, qu'elles doivent augmenter vos recettes et vous conduire à la fortune, vous ne refuseriez pas à les appliquer. Le plus difficile est de vous convaincre.

J'ai le regret de dire qu'on perd souvent par négligence ou ignorance les matières fertilisantes les plus précieuses pour la constitution des engrais naturels. Quant aux engrais commerciaux, on y recourt trop rarement, ou on les achète de mauvaise qualité en visant à une économie ruineuse.

Le sol ou l'air fournissent assez d'éléments aux plantes qui croissent spontanément. Cette source qui semble s'épuiser sous l'influence d'une végétation puissante, se conserve cependant avec toute sa fécondité. Cela résulte de la désagrégation des roches et de la décomposition permanente des corps organisés que la terre renferme. Les choses sont bien différentes lorsque la terre est cultivée : les abondantes récoltes que l'agriculture s'efforce d'obtenir épuisant bien vite le sol, en lui enlevant tous les principes fertilisants qu'elle pouvait contenir. Dans de pareilles conditions, la désagrégation des substances minérales et la décomposition des substances organiques que contient encore le sol ne pouvant suffire à entretenir sa fertilité, on est obligé d'avoir recours aux *engrais*. On restitue ainsi à la terre les éléments dont elle s'était dépouillée au profit des plantes.

Il est reconnu par les agriculteurs les plus autorisés, qu'à moins qu'on se trouve placé dans des conditions exceptionnelles, il est impossible de maintenir avec avantage la fertilité du sol qu'on exploite, en ne lui rendant d'autres engrais que ceux faits dans la ferme. Cette ferme, où l'on se contente des engrais que produisent les animaux, perd chaque année parce qu'on ne rend pas à ses terres tout ce qu'on leur a pris.

Que faudrait-il alors dire des propriétés où l'on abandonne le fumier au gaspillage de tous les animaux de la basse-cour ? Il ne faut donc plus s'étonner que la culture des céréales, dont le rendement atteint à peine 13 ou 15 hectolitres à l'hectare, ne soit pas plus rémunératrice. L'Angleterre, notre voisine, obtient en moyenne dans ses terres, qui ne valent pas mieux que les nôtres, des rendements de 22 à 24 hectolitres. Il est vrai que sur sa terre le cultivateur anglais a porté d'abord ses engrais de ferme, et aussi des engrais commerciaux. Ne croyez pas qu'il perde à l'opération. Tout compte fait, elle lui rapporte encore 1,000 et 1,500 francs à l'hectare.

Le *Fumier de ferme* est le plus important de tous les engrais, parce qu'il convient, à la fois, à tous les terrains et à toutes les récoltes. Ce sont les animaux qui le prédui-

sent. Dans nos campagnes, le plus souvent, la litière reste
sous le bétail quinze jours, trois semaines. Là est la cause,
nous dira-t-on, de la malpropreté des écuries, des étables..... Eh bien! non ; elle résulte plutôt de la mauvaise
disposition du sol, qui est irrégulier, incliné indifférem-
ment à droite, à gauche, voire même sur le devant, lorsqu'il devrait être en pente douce, d'avant en arrière, pour
donner écoulement aux urines. Avec une précaution si
simple, on verrait bien vite reparaître la propreté.

Afin que le fumier sorti de l'écurie, de l'étable, de la
bergerie ou de la porcherie, fermente convenablement, on
devra le déposer en tas, l'étendre régulièrement et bien
le fouler ensuite pour former une masse homogène dans
tout l'intérieur. Ces précautions sont loin d'être prises.
Lorsque nos valets enlèvent le fumier des habitations des
animaux qui le portent à l'endroit réservé à cet usage
(lorsqu'il en existe), ils déposent les charges les unes à
côté des autres et ne se préoccupent pas de le ranger
lorsque la besogne est finie. Il résulte de ce travail fait
avec beaucoup trop de promptitude, un tas à surface
inégale, ne pouvant pas fermenter convenablement. Ces
charges se desséchant très vite, ne fournissent plus tard
qu'un fumier de médiocre qualité.

Pour bien opérer, on procède d'abord à un bon étalage,
on foule ensuite le fumier avec les pieds aussi régulièrement que possible ; on ajoute enfin les matières qui doivent l'alimenter, à savoir : un bon arrosage avec le jus
du tas ou tout autre liquide contenant 3 kilogrammes de
sulfate de fer, ou 4 ou 5 kilogrammes de plâtre, ou encore
40 grammes de sel d'Epsom par hectolitre. Le fumier
plâtré augmente d'un tiers le rendement du blé et double
celui du trèfle.

Examinons maintenant les dispositions que doit présenter une *fosse à fumier*. Cette fosse, qui ne se trouve
dans aucune de nos fermes, doit avoir l'aire dont l'incli-
naison ait pour résultat de conduire le purin provenant

du tas en un point, le plus bas de l'aire, où se trouve creusé un puisard. Il serait à désirer, et ce serait là un véritable progrès accompli, que dans ce puisard vinssent se verser, au moyen d'une combinaison de rigoles, les eaux de lavage des étables et les urines de tous les animaux de la ferme. L'hygiène publique et l'agriculture le demandent. Dès lors, on cesserait de voir presque devant chaque porte, à côté de chaque étable, dans les rues de nos villages, un ruisseau où coulent toute l'année des liquides fétides qui attirent les mouches, corrompent l'air et occasionnent de graves maladies. Ces boues qui infectent nos campagnes, et qui ont une grande valeur, ne se perdraient plus et le pays serait assaini.

Il serait encore à désirer que dans le puisard de la fosse, on plaçât une pompe à laquelle serait adapté un tuyau d'arrosage. Le petit cultivateur pourrait, au lieu de faire un puisard, se contenter d'un simple trou et se servir pour arroser d'une pelle ou d'un vase pourvu d'un long manche. Si toutefois le cultivateur veut donner au fumier tous les soins que l'observation enseigne, il fera bâtir un hangar sous lequel il fera creuser la fosse. Il évitera de la sorte les pluies trop abondantes de l'hiver, qui délavent la surface du tas, et les grandes chaleurs en été.

On devra empêcher la production des champignons, du *blanc*. Le *blanc* détruit en très peu de temps le fumier.

En arrosant cet engrais on le tassera, on lui permettra ainsi de fermenter convenablement.

Lorsque la paille sera méconnaissable, que le fumier sera à l'état de *beurre noir*, la décomposition sera trop avancée.

Je ne parlerai pas du *Parcage*, car tout le monde ici en connaît ses bons effets. Je dois dire seulement qu'il ne doit être considéré que comme demi-fumure.

Le *Chaulage* des terres n'est pas assez employé dans nos campagnes, parce qu'on en ignore, le plus souvent, les avantages qu'il peut donner. Dans un grand nombre de nos départements, le chaulage des terres a donné des résultats auxquels on s'attendait peu. Dans ces contrées, les jachères ont presque partout disparu, pour faire place à d'abondantes récoltes. Les fours à chaux se sont multipliés sur les points qui offrent des pierres calcaires. Les cultivateurs emploient environ 36 hectolitres de chaux par hectare. Pour préparer cet amendement, ils forment de grands sillons de terres dans lesquels ils enfouissent la chaux vive. En peu de jours, l'humidité la réduit en poussière ; ils rompent alors les sillons et mélangent la terre avec la chaux pulvérisée. Et là où on ne pouvait récolter que du seigle ou des pommes de terre, on a récolté, après le chaulage, 20 et 25 hectolitres de froment à l'hectare. C'est que la chaux répandue sur notre sol a ce double effet : 1° de diminuer la ténacité des terres argileuses, de les rendre poreuses, tandis qu'elle donne de la consistance aux terrains trop légers : 2° de décomposer toutes les substances animales ou végétales qui se trouvent dans le sol et de les rendre immédiatement aptes à nourrir les plantes. Voilà en deux mots les grands bienfaits de la chaux sur les terres où elle est répandue. Nous avons donc raison de dire que le chaulage n'est pas assez pratiqué. Mais une pareille besogne exige, pour être efficace, du fumier, sans quoi le sol serait bien vite épuisé.

Le *Marnage* offre aussi de grands avantages sur les terres nouvellement défoncées ou sur celles qui ont reçu une bonne fumure. — Ce serait perdre son temps que de chauler ou de marner des terrains maigres. Il devient de plus en plus urgent de se servir des *engrais chimiques*. Ainsi le *Plâtre*, en favorisant la végétation, fait produire à la terre des quantités énormes de fourrage. C'est la luzerne, le trèfle, le sainfoin qui sont avides de plâtre. C'est aussi sur le fumier qu'il faut répandre le plâtre.

Les *Cendres* produisent d'excellents effets sur toutes nos terres et sur toutes nos récoltes. Elles augmentent le rendement de nos prairies naturelles.

Nous ne dirons rien de la *Poudrette* qui est un engrais industriel. Il est difficile de s'en servir à cause de son prix élevé.

Puissions-nous, par ces quelques lignes, concourir, dans la mesure de nos faibles moyens, à conserver et à améliorer la richesse des populations rurales, dont le gouvernement s'occupe avec une si touchante sollicitude.

QUELQUES MALADIES COMMUNES

LÉGER APERÇU SUR LE CHARBON SPONTANÉ OU FIÈVRE CHARBONNEUSE

C'est tous les jours qu'on entend parler du charbon, et peu de propriétaires sont sans en avoir éprouvé quelque perte sérieuse.

C'est une des maladies les plus meurtrières du bétail.

La plupart de nos départements ont à en souffrir. Il en est où les pertes se comptent par millions. Dans certains pays, le fermier s'estime très heureux, il ne donne même aucune attention à la maladie, quand la mortalité ne dépasse pas 2 ou 3 pour 100 du nombre total des individus qui composent les troupeaux. Dans certaines années, les pertes ont été très considérables, la dévastation des troupeaux a été de 50, de 60 et même de 70 pour 100 chez certains propriétaires. C'est surtout sur les animaux de l'espèce ovine (*brebis*), qu'on remarque cette grande mortalité.

Il y a quelques années à peine, on comprenait encore sous le nom de *maladies charbonneuses*, une foule d'affections très différentes les unes des autres par leur nature, leur siège et leur gravité, mais qui semblaient se rapprocher par une lésion commune, très mal définie : une altération du sang. On imaginait pour expliquer leur apparition, souvent épidémique, les causes les plus nombreuses et les plus disparates.

Tout récemment M. Pasteur, de l'Académie, a été conduit à affirmer que le charbon est la maladie de la *bactéridie*, c'est-à-dire, la maladie d'un petit organisme microscopique, dont un médecin français, le docteur Davaine, a le premier constaté la présence dans le sang des animaux charbonneux.

C'est au mois d'août 1850, que Rayer, rendant compte des recherches qu'il avait faites en collaboration de M. Davaine sur la contagion du charbon, dit : « Il y avait en outre dans le sang, des petits corps filiformes ayant environ le double en longueur du globule sanguin. Ces petits corps n'offraient pas de mouvement spontané. »

Pour examiner une goutte de sang charbonneux, il faut s'aider d'un instrument grossissant, d'un microscope, et l'on voit : des globules rouges plus ou moins agglutinés coulant comme une gelée un peu fluide, des globules blancs en nombre plus grand que dans le même sang normal et des *filaments* qui nagent dans le sang limpide. On introduit la goutte sous la peau d'un lapin, d'un mouton, d'une vache, d'un cheval, et l'animal meurt en vingt-quatre ou quarante-huit heures, dans trois ou quatre jours au plus, et tout son sang présente les caractères physiques et virulents de la première goutte inoculée.

D'après ces données, on a raison de dire que le charbon doit être appelé aujourd'hui la *maladie de la bactéridie*, comme la trichinose est la *maladie de la trichine*, comme la gale est la *maladie de l'acarus*.

Les parasites dans le sang ne sont pas moins nombreux que les globules, soit cinq ou six millions par millimètre cube. Ce sont eux qui causent la mort soit en s'emparant de l'oxygène du sang (Pasteur), soit en formant des embolies capillaires, et en rendant la circulation, l'hématose et les échanges nutritifs difficiles ou même impossibles (Toussaint).

Autrefois, lorsqu'il mourait un grand nombre d'animaux, les cadavres charbonneux étaient laissés pendant plusieurs heures, quelquefois pendant plusieurs jours, sur le lieu où ils étaient tombés ; souvent même on les y laissait se putréfier entièrement. Les idées actuelles sur la contagion nous permettent de penser que ces cadavres laissaient échapper un certain nombre de germes du parasite, et que ces germes, soit immédiatement, soit même les années suivantes, pouvaient contribuer à propager la maladie. M. Pasteur, pour faire connaître ce qui arrive toutes les fois qu'un animal meurt spontanément du charbon, s'exprime de la manière suivante :

« Un établissement d'équarrissage est-il proche, on y conduit le cadavre. Est-il trop éloigné ou l'animal a-t-il peu de valeur, comme c'est le cas des moutons, on pratique une fosse sur place, à une profondeur de 50 ou 60 centimètres ou 1 mètre, dans le champ même où l'animal a succombé ou dans un champ voisin de la ferme s'il a péri à l'écurie, on l'enfouit en le recouvrant de terre. Que se passe-t-il dans la fosse et peut-il y avoir des occasions de dissémination des germes de la maladie ? Non, répondent certaines personnes : car il résulte des expériences exactes du docteur Davaine, que l'animal charbonneux, après sa putréfaction, ne peut plus communiquer le charbon.

. . . .

» Assistons, par la pensée, à l'enfouissement d'un cadavre d'une vache, d'un cheval ou d'un mouton morts du charbon. Alors même que les animaux ne seraient pas dépécés, se peut-il que du sang ne se répande pas hors du corps, en plus ou en moins grande abondance ? N'est-il pas un caractère habituel de la maladie, qu'au moment

de la mort le sang sort par les narines, par la bouche, et
que les urines sont souvent sanguinolentes? En conséquence, et dans tous les cas pour ainsi dire, la terre
autour des cadavres est souillée de sang. D'ailleurs, il faut
plusieurs jours avant que la granulation se résolve en
granulations inoffensives par la protection des gaz privés
d'oxygène libre que la putréfaction dégage, et pendant
ce temps le ballonnement excessif du cadavre fait écouler
les liquides de l'intérieur à l'extérieur par toutes les ouvertures naturelles, quand il n'y a pas par surcroît déchi-
rure de la peau et des tissus. Le sang et les matières ainsi
mêlées à la terre aérée environnante, ne sont plus dans
les conditions de la putréfaction, mais bien plutôt dans
celles d'un milieu de culture propre à la formation des
germes de la bactéridie.

. . . .

» Ces corpuscules germes, on les retrouve ensuite
dans leur état de vie lente prêts à germer et propres à
communiquer le charbon, non-seulement après des mois
de séjour dans la terre, mais après des années.

. . . .

» Enfin, les expériences ont porté sur la terre des fos-
ses où l'on avait enfoui, dans le Jura, à 2 mètres de
profondeur, des vaches mortes du charbon au mois de
juin 1878.

» Deux ans après, nous avons recueilli de la terre de
la surface et nous avons extrait des dépôts donnant faci-
lement le charbon.

. . . .

» Ce sont les vers de terre qui sont les messagers des
germes et qui, des profondeurs de l'enfouissement, ramè-
nent à la surface du sol le terrible parasite... C'est dans
les petits cylindres de terre, à très fines particules ter-
reuses, que les vers rendent et déposent à la surface du
sol, après les rosées du matin ou après la pluie, que se
trouvent les germes du charbon.

. . . .

» Et maintenant, quant à la *prophylaxie* de la maladie charbonneuse, n'est-elle pas naturellement indiquée? On devra s'efforcer de ne jamais enfouir les animaux dans des champs destinés à des récoltes de fourrages ou devant servir de parcage aux moutons. Toutes les fois que cela sera possible, on devra choisir, pour l'enfouissement, des terrains siliceux, sablonneux ou des terrains calcaires, mais très maigres, peu humides et de dessication facile, peu propres, en un mot, à la vie des vers de terre. »

Ces simples considérations suffisent, je crois, pour convaincre que le charbon est une maladie caractérisée par la présence, dans toutes les parties du corps, d'un animal microscopique appelé *bactéridie* (Davaine), ou *bacillus anthracis* (Cohn).

De toutes les bouches sort aujourd'hui le mot : *vaccination charbonneuse*. C'est tout le monde qui parle de cette grande découverte. Qu'est-ce donc que la vaccination charbonneuse ?

C'est à un de mes maîtres de l'Ecole de Toulouse, M. Toussaint, que revient l'honneur d'avoir, le premier, fait connaître au monde scientifique qu'il existait un préservatif du charbon. C'est au mois d'août 1880 que M. Toussaint mit à jour le résultat de ses expériences.

Tout en suivant une voie différente à celle du savant professeur, M. Pasteur, de l'Institut, est parvenu également à transformer les virus les plus énergiques en vaccins véritables, c'est-à-dire en agents d'une contagion bénigne, comme la vaccine à l'égard de la variole ; et, grâce à cette vaccination nouvelle, à revêtir les organismes d'une immunité précieuse, qui les rend invulnérables contre les atteintes de la contagion sévissant avec toute sa puissance.

« Ce qui constitue la caractéristique essentielle de ces êtres infiniment petits, dit M. H. Bouley, c'est que lorsqu'ils ont été grossis cinq cents, six cents, huit cents fois, mille fois même, et même au-delà, c'est à peine souvent s'ils deviennent perceptibles sous le format si énormément agrandi où l'artifice du microscope les fait apparaître ; ce qui constitue, dis-je, leur caractéristique essentielle, c'est leur faculté prodigieuse de multiplication. Quelques heures suffisent pour que l'unité devienne légion ; la légion, armée ; l'armée, le nombre incommensurable. »

Après toutes ces données si précieuses, on devine aisément qu'une ère nouvelle s'est ouverte pour la médecine le jour où le virus de l'une des maladies les plus contagieuses qui soient au monde et des plus meurtrières pour l'espèce à laquelle elle s'attaque, fut destitué de son activité mortelle et réduit à ne donner plus lieu, par son inoculation, qu'à une fièvre toute bénigne et tout éphémère, à la suite de laquelle, cependant, les animaux qui l'avaient subie se sont trouvés revêtus d'une vraie *cuirasse* contre les atteintes d'une maladie toujours mortelle.

Je terminerai cette communication en disant à vous, Messieurs les Cultivateurs, que si vous le voulez, l'affection charbonneuse ne sera bientôt plus parmi vous qu'un souvenir, et cela au moyen de cette arme terrible, la *vaccination*, et aussi parce que le charbon n'est jamais spontané, qu'il existe là où il a été déposé et où l'on en dissémine les germes avec la complicité inconsciente des vers de terre.

Nous passerons en revue, dans notre prochain entretien, ce qui a trait au Charbon symptomatique.

MAL ROUGE OU ROUGET DU PORC

Une affection à laquelle l'espèce porcine paie chaque année un tribut considérable, m'a paru digne de tenir ici sa place : je veux parler du *mal rouge* ou *rouget*.

En même temps que la vraie cause du charbon, aujourd'hui résolue, se débattait devant nos Sociétés savantes, celle du mal rouge était l'objet de graves discussions au sein de l'Académie de Médecine.

Qu'est-ce que c'est que le mal rouge, quelle est sa cause et quels sont les moyens à lui opposer ?

Telle est la question complexe que nous allons essayer de résoudre.

Le rouget du porc est une affection générale, décélée par de la fièvre, par la prostration et souvent par des rougeurs à la surface de la peau. Tout d'abord, les animaux perdent plus ou moins l'appétit, ils vomissent quelquefois, ils deviennent plus sensibles au froid, ils présentent des frissons. Les malades s'affaiblissent rapidement, la démarche devient vacillante, on constate de l'agitation et même des convulsions. Le plus souvent les animaux sont dans un état de somnolence plus ou moins grand. La peau présente des taches rougeâtres, violacées ou plombées ; d'autres fois, la rougeur est en nappe. La respiration est pressée, difficile, la bouche reste ouverte et la langue devient pendante. Les urines deviennent troubles, plus chargées.

La marche du mal rouge est toujours rapide et se termine 75 fois sur 100 par la mort.

Sa nature est aujourd'hui nettement déterminée. C'est seulement dans ces dernières années que le docteur Klein a eu la bonne fortune de démontrer que cette maladie était due à un parasite ayant pour siège le sang. C'est par une alimentation riche en parasites, quand les auges et les baquets sont malpropres, que le mal rouge apparaît.

N'ignorez pas, Messieurs les Cultivateurs, que des hommes éminents ont travaillé pour vous ; et le moment est venu de mettre en pratique et de répandre dans nos campagnes, en vue de combattre le mal rouge. la vaccination sur les porcs.

C'est encore à M. Pasteur et à un de ses collaborateurs, Thuillier, qui vient d'être foudroyé en Egypte par le choléra, à la rencontre duquel il avait marché plein de courage et de mépris, que revient l'honneur d'une telle découverte. Dans le souvenir des cultivateurs reconnaissants, se graveront les noms de Pasteur et de Thuillier.

Voici ce qu'écrivait M. Maucuer, vétérinaire distingué à Bollène (Vaucluse), à M. Pasteur, le 4 septembre dernier :

« Les heureux effets de la vaccination deviennent tous les jours de plus en plus évidents. La mortalité existe en ce moment à Bollène, à Saint-Restitut. à Mondragon et dans tout l'arrondissement d'Orange, et pas un vacciné ne succombe. A Saint-Blaise, vos vaccinés sont restés les seuls porcs vivants. Chez M. de la Gardette. rien de nouveau encore, mais grande mortalité chez tous ses voisins...; la mortalité est si grande qu'elle n'a jamais eu sa pareille. Il n'y aura bientôt plus à Bollène. à Saint-Restitut et à Mondragon, que les porcs vaccinés vivants. C'est une réussite complète. »

Quelques jours après, le 9 septembre. M. Maucuer écrivait de nouveau à M. Pasteur :

« Chez M. de la Gardette. les non vaccinés sans exception, au nombre de sept, ont été atteints. Quatre sont déjà morts, les trois autres sont mourants. Les vaccinés sont tous florissants. »

De telles réussites. Messieurs les Cultivateurs. doivent lever tous les doutes et nous engager à nous mettre à l'œuvre pour combattre avantageusement ce fléau qui décime nos porcs.

LADRERIE DU PORC

Tout le monde a entendu parler de cette redoutable maladie, qui sévit sur l'espèce porcine. Personne n'ignore, en effet, qu'il y ait des *porcs ladres*. Cherchons la cause et les moyens de prévenir cette affection si commune dans nos campagnes.

Deux mots vont suffire pour répondre à la première partie de la question.

C'est le *ver solitaire* de l'homme qui donne naissance à la ladrerie du porc.

Ce ver est composé d'un nombre infini d'anneaux; au fur et à mesure que ces anneaux arrivent à maturité, ils se détachent de l'extrémité opposée à leur tête et sont rejetés dans les excréments de l'homme. Il suffit, dès lors, que des porcs mal tenus aillent sur les bords des routes, des chemins ou que ces animaux, logés dans le voisinage des lieux d'aisance, viennent à passer pour qu'ils ingèrent les œufs du tænia.

Les troubles occasionnés par ces parasites, offrent nécessairement des variations subordonnées aux rouages qu'ils ont envahis, car les germes, passant dans le sang, peuvent être déposés dans les différents organes.

Lorsque l'économie est infectée par un nombre considérable d'embryons et que ces embryons sont passés à l'état de cysticerques (1), on voit le porc ladre devenir faible, nonchalant, hébété. A ces moments, on peut voir sur les côtés de la langue des ampoules de la grosseur d'un grain de mil ou plus petites : ce sont les cysticerques.

Les animaux tombent bientôt dans un état de prostra-

---

(1) Embryons revêtus d'une coque par l'inflammation qu'ils ont déterminée.

tion, restent presque toujours couchés, marchent avec peine, il survient de la diarrhée. L'animal maigrit beaucoup, il devient comme bouffi et finit par mourir.

La consommation d'une pareille viande offre un danger pour la santé publique. Lorsque les cysticerques n'ont pas été tués par les préparations qu'on a fait subir à la viande, ils donnent naissance au ver solitaire chez l'homme qui en consomme.

La chair du porc ladre, d'ailleurs, donne un bouillon fade et sans odeur, par conséquent peu nutritif. Si on la soumet à l'action du feu, elle fait entendre une crépitation due à la rupture des vésicules, les hydatides cuites craquent sous la dent comme des fragments de plâtre. La maladie peut avoir fait de tels progrès que les chairs ne sont pas utilisables à cause du goût désagréable qu'elles ont.

CHOLÉRA DES POULES

Parfois se déclare dans les basses-cours une maladie désastreuse qu'on désigne sous le nom de *choléra des poules.*

L'animal en proie à cette affection, est sans force, chancelant, les ailes tombantes. Les plumes du corps soulevées lui donnent la forme en boule. Une somnolence invincible l'accable. Si on l'oblige à ouvrir les yeux, il paraît sortir d'un profond sommeil, bientôt les paupières se referment et, le plus souvent, la mort arrive sans que l'animal ait changé de place, après une muette agonie : c'est à peine si quelquefois il agite les ailes pendant quelques secondes. Les désordres intérieurs sont considérables.

Pour nous faire une idée exacte de la haute importance

de la question qui nous occupe, examinons ensemble, si vous le voulez bien, le rapport qui fut adressé, en 1880, au Ministre de l'Agriculture et du Commerce, par le Comité consultatif des épizooties.

Voici ce rapport :

« L'affection contagieuse particulière aux volailles, désignée sous le nom de *choléra des poules*, quoiqu'elle s'attaque également aux oies, aux canards et aux dindons, cause des pertes très sérieuses à l'agriculture. Si peu d'importance qu'elle paraisse avoir lorsqu'elle n'atteint qu'un sujet isolé, elle acquiert cependant une véritable gravité lorsque, et c'est le cas le plus habituel, elle vient à se déclarer dans une basse-cour un peu nombreuse, qu'elle peut décimer et même quelquefois dépeupler totalement en quelques semaines. Cette maladie peut donc causer un préjudice considérable à nos exploitations rurales, où la production de la volaille et des œufs constitue une spéculation très lucrative.

» Toutefois, il est possible d'arrêter le développement de cette maladie, et la présente instruction a pour objet de porter à la connaissance des agriculteurs les moyens d'atteindre ce but.

» Tous les cultivateurs savent reconnaître le choléra des poules. Dès que le mal les a envahies, les bêtes prennent un air de tristesse ; elles deviennent somnolentes, perdent leurs forces, ne s'éloignent plus quand on les chasse : la température du corps s'élève ; la crête devient violette par suite d'une modification dans la circulation ; enfin, la mort arrive souvent quelques heures après l'apparition des premiers symptômes.

» Des recherches scientifiques récentes ont établi, d'une façon certaine, que cette maladie est produite par un organisme microscopique qui se développe dans les intestins, passe dans le sang et s'y multiplie avec une rapidité extraordinaire. Ce parasite est évacué par la fiente et peut ensuite passer dans les animaux qui picorent les fumiers ou mangent les grains qui ont pu être salis par la fiente.

» Si un animal vient à mourir et qu'il y ait lieu de craindre le choléra des poules, il faut aussitôt faire sortir les volailles de la basse-cour et les maintenir isolées les unes des autres. On doit ensuite nettoyer la basse-cour et le poulailler, en enlevant le fumier et en lavant à grande eau les murs, les perchoirs et le sol. L'eau employée contiendra par litre 5 grammes d'acide sulfurique, et on se servira pour ce lavage d'un balai rude ou d'une brosse. Quand il se sera écoulé une dizaine de jours sans qu'aucune mort se soit produite, on pourra considérer le mal comme disparu et on ne maintiendra plus dans l'isolement que les volailles qui manifesteraient de l'abattement, de la tristesse, de la somnolence.

» Ces moyens, si simples dans leur emploi, suffiront pour arrêter le progrès de la contagion et en empêcher le retour ; appliqués dès le début du mal, ils limiteront les pertes à un chiffre insignifiant. »

CACHEXIE AQUEUSE. — POURRITURE DU MOUTON OU BOURSE

Généralement, c'est sur un grand nombre d'animaux à la fois qu'elle se montre. C'est plus particulièrement pendant les mois de mars, d'avril et de mai qu'elle sévit avec le plus d'intensité sur les troupeaux.

La pourriture est commune dans les pays humides, dans les lieux boisés, dans les contrées marécageuses à sol et à sous-sol argileux. Elle est fréquente pendant les années pluvieuses.

Au début, on voit la peau devenir pâle ; une grande faiblesse se constate, quelques bêtes restent en arrière du troupeau, elles n'offrent aucune résistance à la main qui les saisit ; prises par le jarret elles ne réagissent pas, elles fléchissent leurs membres et se laissent aller sur un côté du corps. Il n'est pas rare de voir ces bêtes prendre beaucoup de ventre. Cet embonpoint n'est que factice. L'œil devient *gras*, comme disent les bergers. La maigreur qui s'accuse tous les jours davantage, donne aux bêtes à laine des formes décharnées et anguleuses. Les bêtes pleines avortent fréquemment. Dans la ganache apparaît souvent une grosseur connue de tous les bergers sous le nom de *bouteille, boule, bourse*.

De tout temps les pâtres, les bergers ont connu la pourriture. Sous le double rapport de sa fréquence et de la mortalité qu'elle a occasionnée à tous les moments, elle a été considérée comme un véritable fléau. Pour ne citer que deux époques pendant lesquelles la maladie exerça ses ravages, nous dirons qu'en 1810, dans les seuls arrondissements de Nimes et de Montpellier, elle fit périr 90,000 bêtes à laine ; dans le seul territoire d'Arles, la perte s'éleva à plus de 10,000. L'agriculture avait à peine réparé les désastres causés par la cachexie aqueuse de 1809 à 1813, que presque tous les départements furent de nouveau envahis par cette redoutable maladie, en 1846. Des troupeaux de bêtes à laine succombaient partout. Cette épizootie fit des ravages si considérables, qu'elle éveilla la sollicitude du gouvernement.

Deux vétérinaires furent chargés par le ministre de l'intérieur de rédiger une instruction dans le but de préserver les troupeaux qui avaient été respectés, contre de nouvelles attaques.

Tout le monde sait que les animaux subissent des modifications profondes, qui varient avec le climat, la température, la constitution du sol. Dans les localités basses, ombrageuses, dans le voisinage des étangs, des eaux stagnantes, dans les lieux frais, boisés, la constitution des bêtes à laine se modifie promptement ; leur organisation naturelle faible n'offre aucune réaction contre cette influence débilitante. On voit les animaux, comme l'a si bien dit M. H. Bouley, se pénétrer d'eau comme fait une éponge plongée dans un liquide.

Les plantes qui végètent sur le bord des étangs, des eaux stagnantes, sont imprégnées d'une grande quantité d'eau. Elles donnent une nourriture peu substantielle et introduisent dans l'économie une forte proportion d'eau. Pendant longtemps certaines plantes ont joui, aux yeux des bergers, du fameux privilège de déterminer plus particulièrement cette maladie. Ici c'est le jonc articulé (*Juncus articulatus*), vulgairement appelé l'herbe du papillon ou des douves ; là c'est la nummullaire (*Lysimachia numullaria*) qu'on décore, pour cette raison, d'herbe à la pourriture ; ailleurs c'est la renoncule flammule (*Ranuncula flammula*). Les bêtes à laine ont une si grande prédisposition à contracter la pourriture, que cette maladie se déclare dans les troupeaux qu'on mène paître le matin avant que les rayons du soleil aient entièrement dissipé la rosée ; le même effet se produit lorsque les bergers inintelligents sortent les troupeaux par les brouillards épais du matin, par les pluies du printemps et de l'automne. En 1854, un riche fermier de la Brie a perdu, par la pourriture, presque tous les agneaux de l'année pour les avoir conduits de trop bonne heure au pâturage par des matinées humides. La pourriture n'avait jamais sévi dans cette ferme.

Les bergeries peu élevées au-dessus du sol ou plus basses, mal éclairées, imparfaitement aérées ; le parcage sur des terres froides ou mouillées, sur un sol nouvellement défoncé, sont des causes prédisposantes de la cachexie aqueuse.

La véritable cause, la cause efficiente de la maladie, est attribuée aujourd'hui à la présence des douves (*sortes de vers plats*) dans le foie des moutons cachectiques.

La maladie progresse et marche vers une terminaison fatale.

Quand la pourriture a fait son apparition dans un troupeau, il faut faire tous les efforts possibles pour mettre les bêtes à laine dans les meilleures conditions de santé. On doit s'appliquer à bien les nourrir. Toutes les fois que les propriétaires pourront s'en imposer le sacrifice, ils obtiendront de bons résultats de l'emploi en nourriture de l'orge, de l'avoine, des gesses, des vesces en paille et en grain, du maïs, etc.

On devra laisser séjourner dans l'eau servant de boisson, des morceaux de fer ou de la vieille ferraille.

Enfin, lorsque ces moyens auront échoué, il faudra en arriver bien vite aux moyens qu'enseigne alors la science.

PIÉTIN, MAL DE PIED OU CRAPAUD DU MOUTON

Cette maladie est propre au mouton. Elle débute par une légère inflammation de la peau à la partie supérieure du pied, accompagnée d'un suintement plus ou moins prononcé.

A mesure que la maladie fait des progrès, la boiterie augmente, la corne se cercle et devient rugueuse, et l'onglon, qui a acquis une longueur exagérée, se recourbe en haut sous l'influence de la dessiccation.

Si l'on n'y apporte promptement un remède efficace, l'onglon se décolle, la sécrétion devient de plus en plus abondante et fétide, et donne bientôt naissance à un ulcère qu'on ne saurait trop tôt cicatriser si l'on veut éviter la terminaison fâcheuse qui suit de près ces symptômes.

Si à ce moment, en effet, on n'enraie pas la maladie, l'altération s'étend, gagne le paturon, le canon et les tissus profonds de la région pédale, l'os s'enflamme, se nécrose, se carie. Il arrive un moment où les moutons ne peuvent plus marcher, restent couchés ou marchent sur leurs genoux, tombent dans la consomption et le marasme.

Au début, on peut toujours arrêter la maladie, en amincissant la corne de la région malade, en facilitant l'écoulement de la matière morbide. Grâce à un traitement prompt et rationnel, la guérison est prompte et facile ; elle est favorisée par le changement de lieu, le temps sec, tandis que les temps humides, la stabulation et la malpropreté favorisent le mal.

Quand l'affection a été longue, compliquée, souvent les animaux restent boiteux, dépréciés, amaigris, etc.

C'est dans le but d'obvier à tous ces inconvénients, que je me suis appliqué à composer un médicament qui fût à la fois peu coûteux et d'un emploi facile.

Si déjà il y a décollement, on enlèvera les portions de cornes soulevées avec un instrument tranchant, un couteau, en évitant de faire saigner. On prendra ensuite un peu de *Topique contre le mal de pied*, avec une petite palette en bois, ou encore avec le doigt seulement, qu'on appliquera sur la partie malade. On entourera le pied avec un peu de filasse pour maintenir le topique en contact du mal ; le tout sera tenu en place au moyen d'un peu de toile qui enveloppera le pied. Dans le cas où le mal serait grave, on renouvellera le pansement tous les jours, jusqu'à disparition complète de la maladie. Il est indispensable de tenir les bergeries dans un état de sécheresse et de propreté parfaites, et de veiller à ce que les animaux ne soient jamais dans les lieux humides.

La *race bovine* (bœuf) est également sujette à une maladie analogue, qui peut être traitée avec succès par le même moyen. Mais dans cette espèce, la maladie commence par une chaleur extrême, avec tuméfaction au paturon, à la couronne, et souvent même jusqu'au boulet ; il convient de faire des lotions au vinaigre tiède sur toutes les parties, pour faire tomber cet état inflammatoire, avant de faire les applications de topique, qu'on emploiera comme dans le piétin.

C'est avec instance que nous recommandons aux propriétaires de bœufs, de vaches, de porcs, etc., notre remède.

« La fièvre aphteuse, me direz-vous, est une maladie qui peut se guérir d'elle-même par les seuls efforts de la nature. Mais il est d'une économie bien entendue de la traiter, afin de prévenir les accidents redoutables qu'elle entraîne, de diminuer les souffrances qu'endurent les animaux et l'amaigrissement qui en est la conséquence, d'abréger en un mot la durée de la maladie » (1).

Nous leur certifions qu'au bout de huit jours seulement, ils verront leurs animaux entrer en voie de convalescence, ou complètement guéris, si toutefois ils se sont mis en mesure de les traiter le premier ou le second jour, au plus tard. de l'apparition de la maladie.

Je dois ajouter que lorsque le *piétin* ou la *cocotte* règne dans une étable. le propriétaire est obligé d'en faire la déclaration à l'autorité municipale en vertu de la loi du 21 juillet 1881 sur les maladies contagieuses. — Cette prescription est observée dans toute la France, les propriétaires sachant que les mesures ordonnées en pareil cas ne sont pas très onéreuses.

TOURNIS OU TOURNOIEMENT DU MOUTON

Cette maladie se montre le plus souvent chez le mouton. Pas un berger n'est sans avoir vu dans son troupeau certaines bêtes refuser la nourriture sans pouvoir dire ni pourquoi, ni comment.... tenir la tête basse ou faisant des mouvements désordonnés.

(1) F. Peuch. *Traité pratique des maladies de l'espèce bovine.*

Ces animaux sont tantôt assoupis, tantôt surexcités, ils courent çà et là sans but, et quelquefois en tenant la tête inclinée de côté ; ils tombent ou sont atteints de vertige, ne peuvent à la fin se tenir debout, restent couchés sur le côté et assez souvent sont pris de convulsions. Ils refusent tout aliment et meurent dans un état soporeux quatre ou six jours après. Telle est, exposée sommairement, la marche rapide de cette maladie.

Le plus souvent après les premiers signes, qui n'ont pas échappé au berger, le calme reparait, de telle sorte qu'on croirait l'animal guéri. Mais si l'alimentation est forte, si le séjour est long dans les étables chaudes et humides, enfin, si l'on conduit les malades au pacage par un soleil ardent, les signes que nous avons vus reparaissent. L'intelligence de ces animaux devient obtuse, les mouvements ont perdu toute vivacité et les malades suivent à peine le troupeau. Ils chancellent, tiennent habituellement la tête basse ou inclinée de côté, ils sautent brusquement et s'affaissent.

Plus tard, on voit ces animaux marcher en cercle en tenant la tête et le cou baissés (*moutons tourneurs*), ou en titubant et la tête haute (*moutons rioliers*) ; enfin, ils courent quelquefois tête baissée, en culbutant de temps à autre (*moutons trotteurs*).

Dans le cours de la maladie les animaux maigrissent, ile deviennent cachectiques, ils peuvent à peine se tenir debout, jusqu'à ce que finalement ils tombent dans un décubitus permanent. Les animaux ne tardent pas alors à périr tantôt au milieu des convulsions et de crampes, tantôt dans une tranquillité complète. La maladie peut se prolonger ainsi au-delà de plusieurs mois et même d'un an.

Quelle est la cause de cette maladie ?

La voici en deux mots : Dans les entrailles du chien existe souvent un ver connu par les hommes de science sous le nom de *tænia cœnurus*. Il est formé d'anneaux rangés à la suite des uns des autres (comme toutes ces sortes de vers), qui mûrissent, se détachent et sont rejetés avec les excréments du chien. Ces anneaux peuvent être déposés sur l'herbe des pacages, ils périssent bientôt et subissent la putréfaction. Mais les œufs très petits, invisibles à l'œil nu, qu'ils renferment, protégés par une coque dure, deviennent libres. Ces œufs, attachés à l'herbe, sont ingérés et arrivent dans l'estomac des moutons : par l'action des sucs digestifs, les œufs perdent leur coque dure et calcaire. Les germes devenus libres, traversent à l'aide d'une armure dont ils sont munis, les tissus de leur hôte et arrivent dans les vaisseaux. Le sang se charge alors de porter ces germes au cerveau où ils se développent sous forme de poche : on en a trouvé du volume d'un œuf.

Dans les bergeries où sévit le tournis, on donne souvent aux chiens les têtes ou le cerveau des moutons atteints de cette affection. Il est probable que dans les boucheries on fait souvent un usage analogue de ces têtes ou cerveaux. Arrivés dans l'estomac d'un chien, la vésicule du cœnure est digérée, tandis que la tête donne naissance au *tænia cœnurus*.

Dès lors, comme soins préventifs, il est facile de comprendre qu'il sera rationnel d'éloigner les chiens des pacages. De la sorte, on empêchera les œufs du tænia cœnure du chien d'être ingérés par les moutons. En soumettant ces animaux à une alimentation sèche donnée à l'étable pendant toute l'année, en supprimant les chiens de berger, ou en empêchant que les têtes d'animaux atteints de tournis soient mangées par les chiens, on sera en état de diminuer la fréquence du tournis, quoiqu'on n'arrivera probablement jamais à l'éteindre complètement. Il y a aussi les chiens étrangers atteints de tænias qui peuvent déposer des proglottis sur les pacages.

Lorsque la maladie aura fait son apparition, dans le but de retarder une mort rapide plutôt que d'obtenir une guérison, on appliquera des compresses froides sur la tête.

Enfin, lorsque le siège de l'hydatide est connu, le seul moyen efficace c'est l'opération, qui consiste à extraire, avec beaucoup de ménagement, la vésicule de son siège.

MALADIE DES JEUNES CHIENS

Il est peu de chiens qui échappent à cette maladie dans leur jeunesse. Sans contredit, c'est bien l'affection qui fait le plus de victimes dans l'espèce canine.

Elle attaque aussi les chats.

Elle est plus fréquente et plus grave à la ville qu'à la campagne. Les esprits prompts à tirer des conclusions, ont invoqué une foule de causes pour expliquer l'apparition de la maladie

On a accusé l'espèce, la race, les localités, les saisons, la nourriture, le logement, les races qu'on élève avec des soins trop minutieux, qu'on habitue à vivre dans les salons, les intempéries, etc. Autant de causes qui favorisent la contagion, aggravent l'affection, mais ne peuvent la déterminer par elles-mêmes.

Cette maladie est contagieuse, cela est démontré par les observations cliniques et par les expériences. On a vu un chien malade, introduit dans une meute, l'infecter et transmettre la maladie à tous les autres. Pourquoi l'affection est-elle plus fréquente à la ville qu'à la campagne ? Parce que les chances de contagion y sont plus nombreuses

Dans son principe, la maladie du jeune âge est une maladie générale qui se localise plus tard dans les muqueuses dont elle pervertit les sécrétions.

Tout d'abord les animaux perdent leur gaîté, deviennent tristes, paresseux, ils tombent dans l'abattement et l'insouciance, ils sont plus sensibles au froid.

L'appareil respiratoire est le plus souvent atteint. On

constate un coryza plus ou moins intense, des éternue-
ments, un écoulement par les narines. Souvent cet écoulement devient adhérent aux ailes du nez, gêne la respiration, provoque de l'enchifrènement et l'apparition d'un
souffle labial. La toux se montre : il y a de la bronchite.
Quand la bronchite capillaire se déclare, et cela arrive
souvent, elle s'accompagne de la fluxion de poitrine. La
fièvre est alors grande. Cet état est très grave.

Il peut arriver que l'inflammation gagne la plèvre et
détermine une pleurésie.

Les yeux ne sont pas souvent épargnés. Ils deviennent
pleureurs et chassieux. La chassie est abondante, vis-
queuse, jaunâtre, verdâtre ; elle agglutine les paupières.

La fonction digestive est plus ou moins atteinte. L'appétit diminue ou disparaît. Les malades vomissent quelquefois. Les matières rejetées sont d'abord alimentaires,
puis glaireuses, muqueuses, bilieuses et parfois striées de
sang. Il y a de la constipation ou de la diarrhée, parfois
même survient de la dyssenterie.

Assez souvent, on observe dans le cours de la maladie
que l'animal est subitement atteint d'épilepsie (haut-mal,
mal caduc), de danse de Saint-Guy, de tétanos, de para-
lysies diverses.

La peau présente quelquefois des éruptions semblables,
au début, à des morsures de puces.

L'hygiène entre dans une large part dans le traitement
de la maladie des jeunes chiens. Elle permet d'atténuer
sa gravité et d'éloigner les complications. Il faudra donner aux malades une habitation convenable, les couvrir
s'il fait froid, leur procurer un air pur, leur donner des
aliments peu excitants : le lait, les bouillons de viandes
blanches, etc.

Si ces simples soins ne suffisent pas, il faudra bien vite
avoir recours aux prescriptions de la science.

NOTRE PHARMACIE PORTATIVE

Si l'on considère que souvent le client est obligé de parcourir une longue route pour faire exécuter la prescription, on reconnaîtra bien vite qu'on perd ainsi un temps précieux dont dépend quelquefois le salut de l'animal.

Ce n'est pas là le seul motif qui nous a entraîné à avoir un dépôt de médicaments à la portée de nos clients. C'est que nous avons compris que l'une des conditions principales auxquelles doit satisfaire la médecine vétérinaire pratique, c'est d'être en même temps économique dans ses moyens et la plus prompte possible dans ses résultats.

« Le traitement des animaux est une affaire de calcul, disait un vétérinaire distingué, suivie ou abandonnée, suivant qu'elle offre ou qu'elle n'offre pas de bénéfices aux propriétaires. Si le vétérinaire prépare et conserve en dépôt les médicaments nécessaires aux animaux malades, il permet de remplir cette première condition d'économie, les médicaments reviennent par ce système à un prix beaucoup moins élevé et peuvent conséquemment être mis en usage aussi souvent que les circonstances l'exigent.

» Il faut ajouter que le vétérinaire dépositaire de substances médicamenteuses, peut les transporter avec lui suivant les besoins prévus et en faire lui-même l'administration avec toute la sûreté et tout l'à-propos que donne la pratique de leur emploi. Tandis que s'il existe un intermédiaire, le pharmacien, entre le propriétaire d'animaux et le vétérinaire, cela occasionne une complication coûteuse et inutile dans le traitement des maladies. Il faudrait, en effet, dans ce système que le cultivateur envoyât chez le pharmacien, souvent fort éloigné de chez lui, l'ordonnance du vétérinaire. Ce dernier, appelé ailleurs par les exigences de sa profession, et ne pouvant attendre le retour des médicaments qu'il a jugé convenable de prescrire, ce seraient les gens de la ferme qui seraient chargés de les appliquer ou de les administrer, *et comme il faut pour cela une certaine habitude et une certaine prudence*, qui ne s'acquièrent que par la pratique, il pourra arriver que le traitement demeure infructueux par défaut d'observation des prescriptions, *ou parce que l'occasion de les exécuter se sera échappée*. Et puis, en fin de compte, le cultivateur devra payer deux mémoires au lieu d'un : celui du pharmacien et du vétérinaire. »

Nous avons reconnu l'avantage immense d'avoir toujours avec nous une pharmacie portative, car notre mission est ainsi facilitée ; de plus, l'on conçoit aisément que lorsque les premiers soins sont donnés avec intelligence à des animaux malades et qu'on leur applique des moyens de traitement rationnels, la voie ouverte à la guérison est bien plus sûre et plus avantageuse par le vétérinaire appelé.

FEU RÉSOLUTIF CALMETTE

L'expérience a parlé. Notre remède répond à un assez grand nombre de cas qui se présentent dans la pratique.

Considéré dans ses effets immédiats, notre feu semble produire une douleur moins vive que la plupart de ses congénères ; à peine si, après une friction énergique, les animaux manifestent quelque agitation ; tandis qu'avec d'autres résolutifs on provoque une irritation si vive que les animaux trépignent, cherchent à se mordre, et s'agitent tellement qu'on est obligé de les surveiller, afin qu'ils ne se nuisent pas à eux-mêmes ou ne détériorent pas les locaux où on les tiendrait enfermés.

C'est sous la peau plus que sur ce tégument que notre agent exerce son action.

De là vient peut-être la supériorité curative dont il jouit.

Nous engageons ceux qui pourraient se trouver dans le cas d'employer un de ces topiques, de recourir à notre nouveau remède, avec la certitude qu'ils constateront, comme nous, les divers avantages qu'il présente sur ceux qu'il est destiné à remplacer.

NOTRE NOURRISSEUR DU SABOT

Malgré tous les traités de notre médecine qui s'accordent à dire que, par l'usage continuel des matières grasses et mucilagineuses, la corne se ramollit et devient perméable à l'air qui la rend fendillée et cassante, les onguents de pied français ou anglais ont tous pour base un mélange d'huile et de graisse. C'est pour remédier à cet inconvénient qu'on ajoute à ces matières ou de la cire, ou du goudron qui n'ont d'autre action que de rendre moins prompte l'action malsaine des corps gras.

Mélangées ou non, les matières grasses peuvent donner du brillant à la corne, mais ne la nourrissent pas et ne peuvent, en aucun cas, prévenir une maladie des pieds des chevaux. Partant de ces données, nous nous sommes appliqué à trouver une substance pouvant s'assimiler parfaitement à la corne du cheval et la nourrir.

Notre produit, *qui coûte moitié moins cher* que la plupart des onguents ordinaires et qui peut rendre de véritables services, est appelé à avoir une grande vogue et à devenir d'un emploi journalier entre les mains d'un propriétaire soigneux.

FIN

TABLE DES MATIÈRES

TOULOUSE, IMPRIMERIE DURAND, FILLOUS ET LAGARDE.